Jeitinho de Manu

Cassia Cavarsan

Ilustração de Dam d'Souza

Editora Verso

Editora InVerso

R. Clóvis Bevilaqua, 352 Cabral
CEP 80035-080 Curitiba-PR
(41) 3254-1616 e (41) 3538-8001
editorainverso@editorainverso.com.br
www.editorainverso.com.br
Facebook.com/editorainverso
Instagram @editorainverso

COORDENAÇÃO EDITORIAL
Cristina Jones
Editora InVerso

REVISÃO
Ana Flávia Lorena de Carvalho

ILUSTRAÇÃO
Dam d'Souza

CAPA, PROJETO GRÁFICO e ARTE-FINAL
Adriane Baldini

DADOS INTERNACIONAIS DE CATALOGAÇÃO NA PUBLICAÇÃO (CIP)
Mona Youssef Hammoud – CRB/ 9.ª 1393

C377j

CAVARSAN, Cassia Helena Guillen. **Jeitinho de Manu.**
Dam d'Souza [il]. Curitiba : InVerso, 2019
24 p. 21 x 27 cm - PTBR

ISBN: 978-85-5540- 179-4

1. Literatura brasileira. 2. Fantasia. 3. Curiosidade infantil.
I. Título

CDD: B869.0

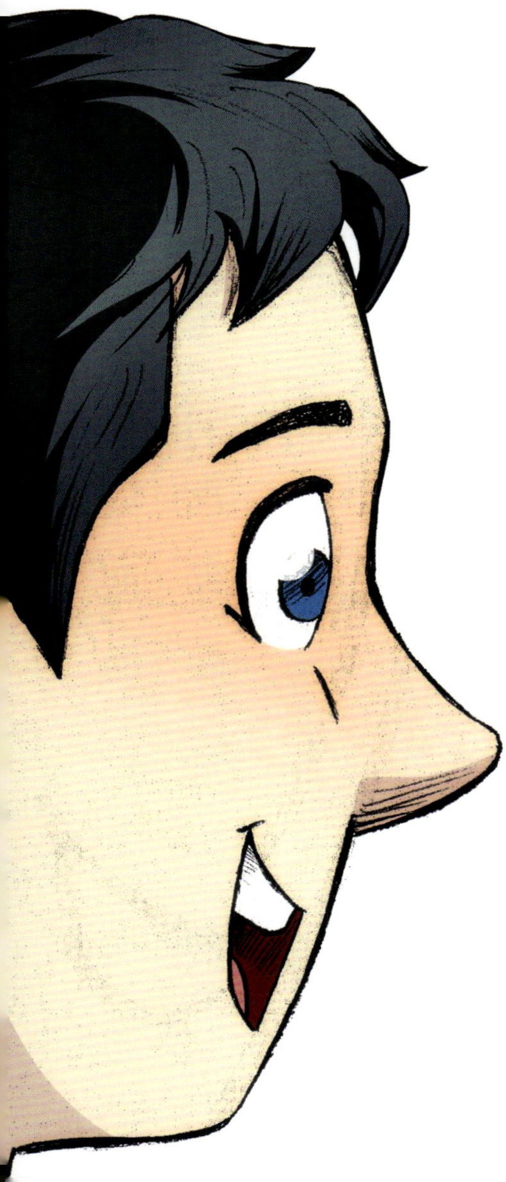

Esta história é dedicada a elas:
Maria Paula Cavarsan, Ana Júlia Cavarsan, Manuela Cinti, Laura Martinelli e Luiza Martinelli.

E também para todas as crianças que gostam de castelos e seus mistérios.

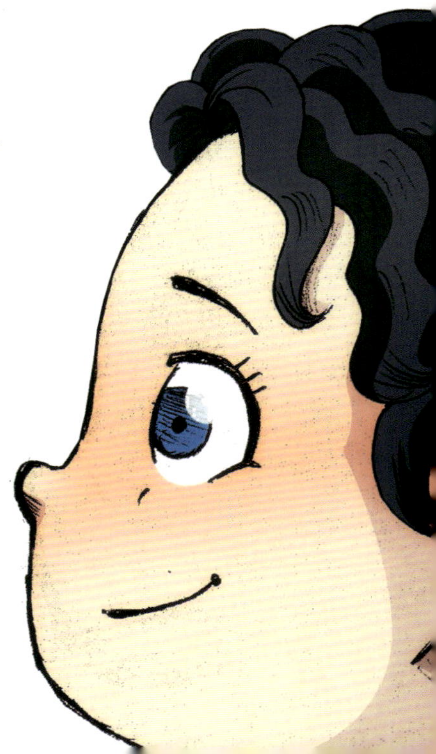

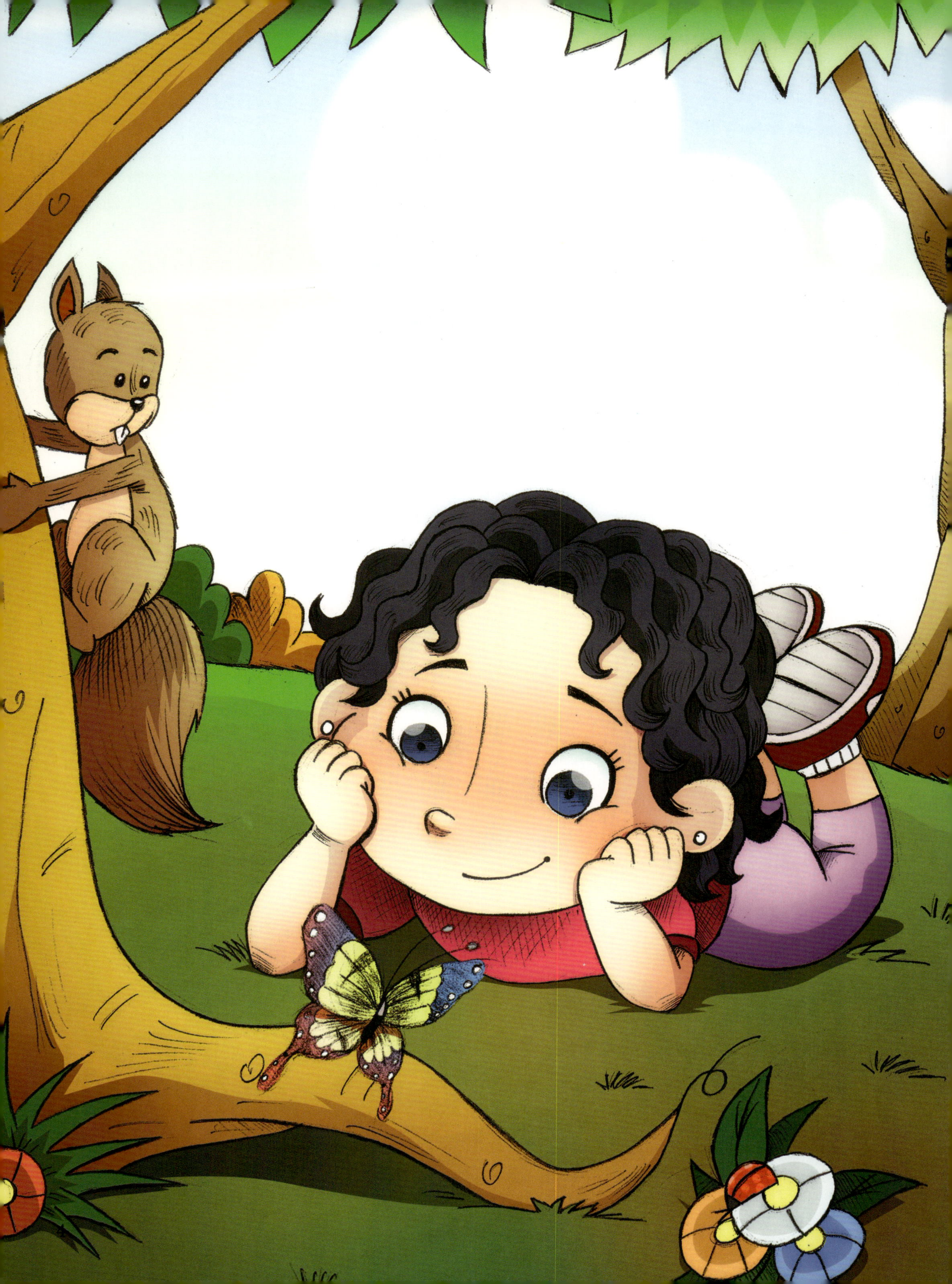

Era uma vez uma garotinha chamada Manu.

Ela morava com seu pai e sua mãe.
Era muito alegre e curiosa, e não se satisfazia com as respostas que as pessoas lhe davam.

A menina também gostava de olhar coisas que ninguém percebia, tanto as pequenas quanto as grandes.
Quando ganhava um pacote de presente, Manu ficava um bom tempo observando o desenho do papel e até se esquecia de abrir o pacote.

Ela era sempre assim.
Observava uma florzinha ali.
Uma joaninha aqui.
Uma pintinha nas costas de um sapo.
Uma borboleta que perdeu uma asa.
Uma lantejoula caída no chão.
Observava cada detalhe do mundo com seu jeitinho único de Manu.

Certa vez, Manu e sua família foram convidados para uma festa de 15 anos. Quando chegou o dia da festa, ela colocou roupas e sapatos novos, enfeitou seus cabelos cacheados com um lindo laço e, com seus pais, seguiu para a festa.

Ao chegar ao local do aniversário, a menina ficou muito impressionada com o que viu.

O lugar se parecia com um castelo.

Suas paredes de pedra, portas de madeira, janelas arqueadas, tudo lembrava um palácio encantado, daqueles com princesas e tudo. Alguns até diziam que, de fato, ali fora um castelo real nos tempos mais que esquecidos.

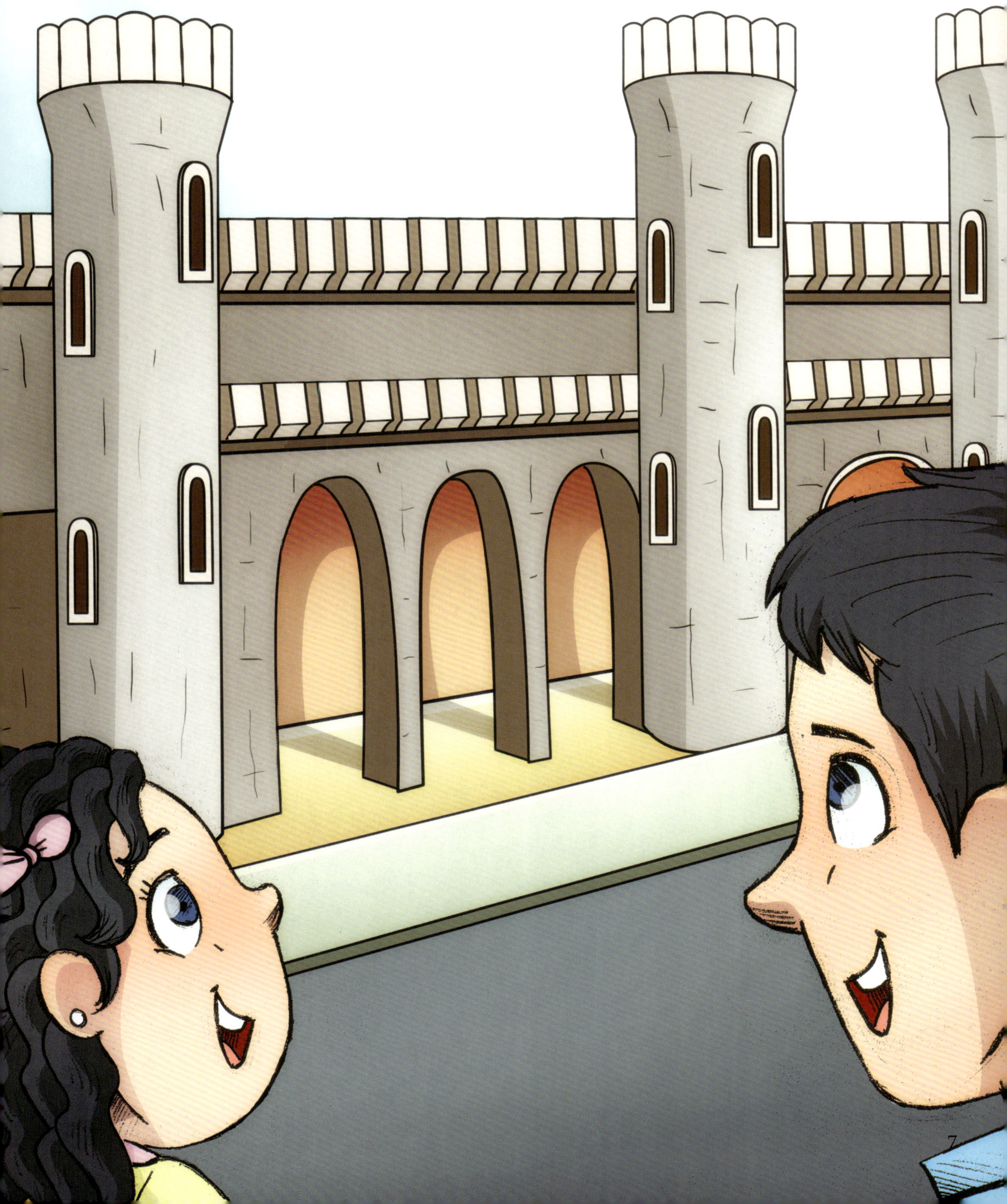

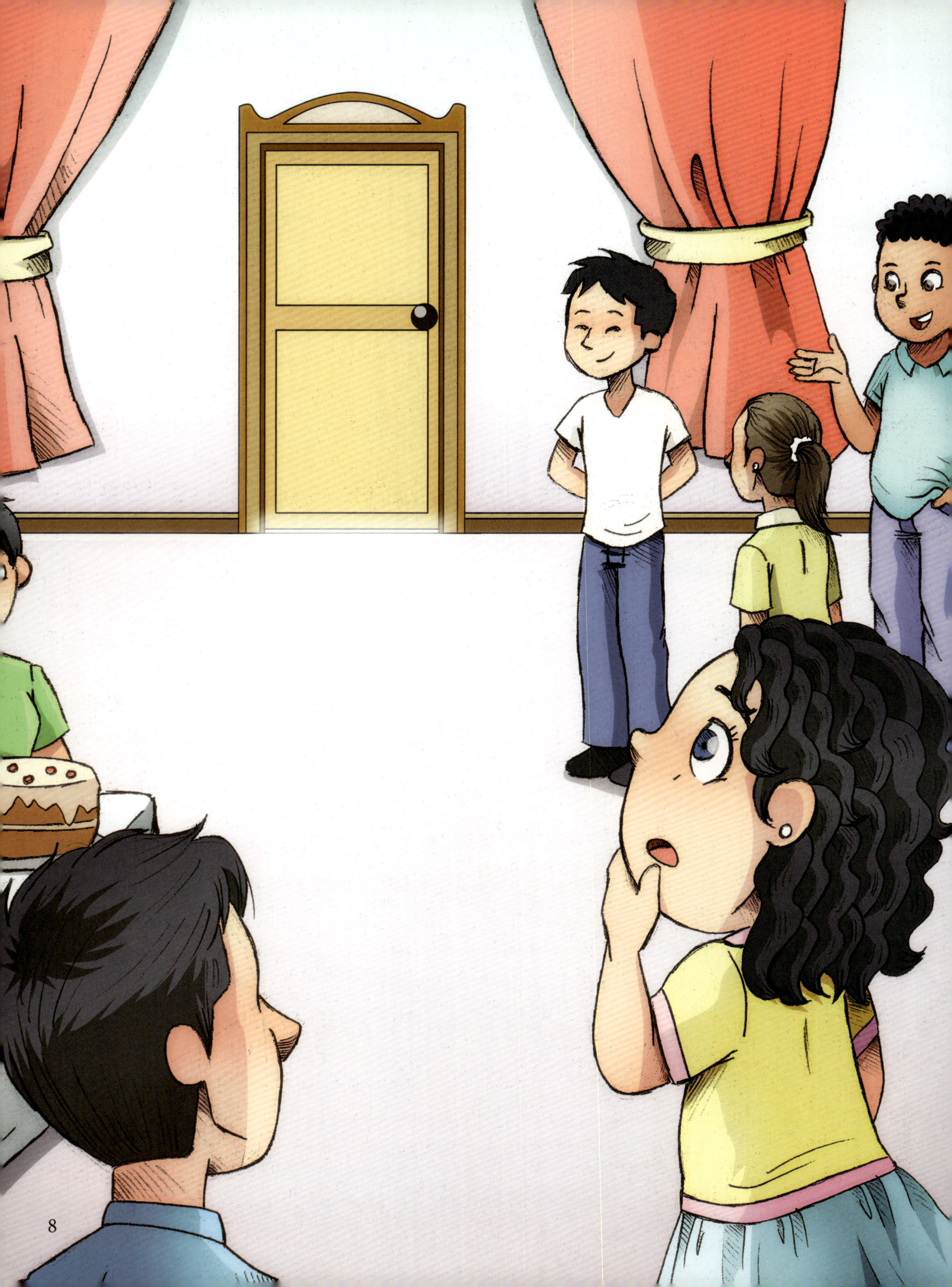

Quando a festa começou, os convidados estavam bem animados. Havia muita comida e bebida deliciosas, como aquelas que só há em festas de aniversário.

As pessoas conversavam, comiam, riam, dançavam e se divertiam o tempo todo. Por conta disso, ninguém havia notado algo que só Manu observou. Havia uma porta grande, de madeira, que ficava num canto meio escuro do salão principal e que parecia muito misteriosa.

Dali ninguém entrava e nem saía.

Mas a porta ficava lá, cada vez mais chamando a atenção da menina.

Na hora da festa, mamãe e papai passearam pelo salão por várias vezes de mãos dadas com Manu. Iam de um lado para o outro, de uma mesa para outra, de um salão para outro, e a menina sempre se virava para a porta, curiosa para saber quem poderia estar lá dentro.

Foi aí, então, que tudo começou...
Depois de algum tempo pensando sozinha sobre a porta, Manu criou coragem, mostrou a porta ao papai e, com muita bravura, perguntou:

– Papai, quem é que tá atrás daquela porta?

— Eu não sei, filha! Por quê?
— Será que é uma rainha má?
— Uma rainha má, filha? Será que uma rainha má estaria atrás da porta? Eu acho que não. A esta hora, as rainhas más estão conversando com seus espelhos.

A menina se deu por satisfeita apenas por alguns instantes. Se distraiu um pouco e foi pegar um salgadinho de aniversário.

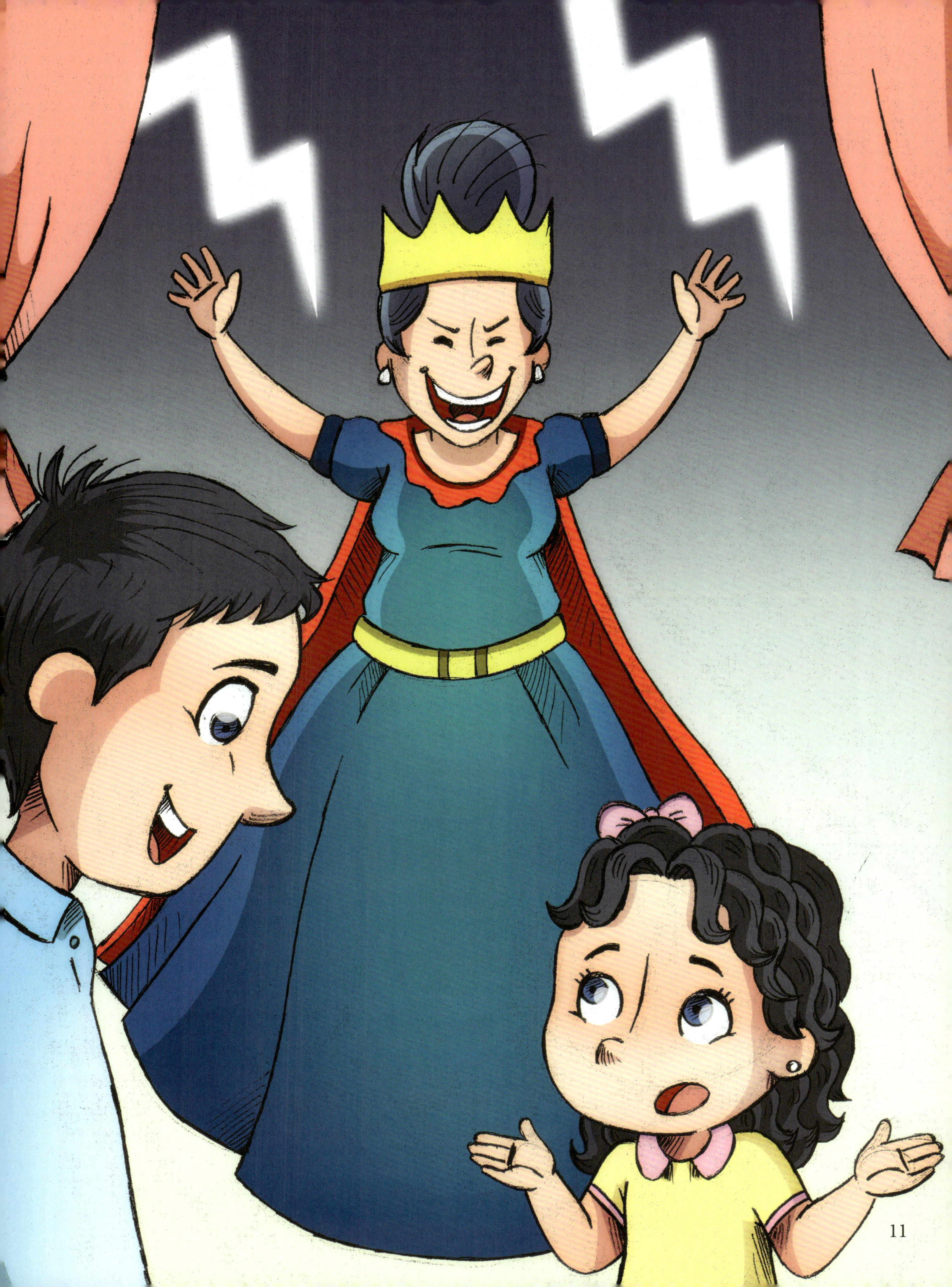

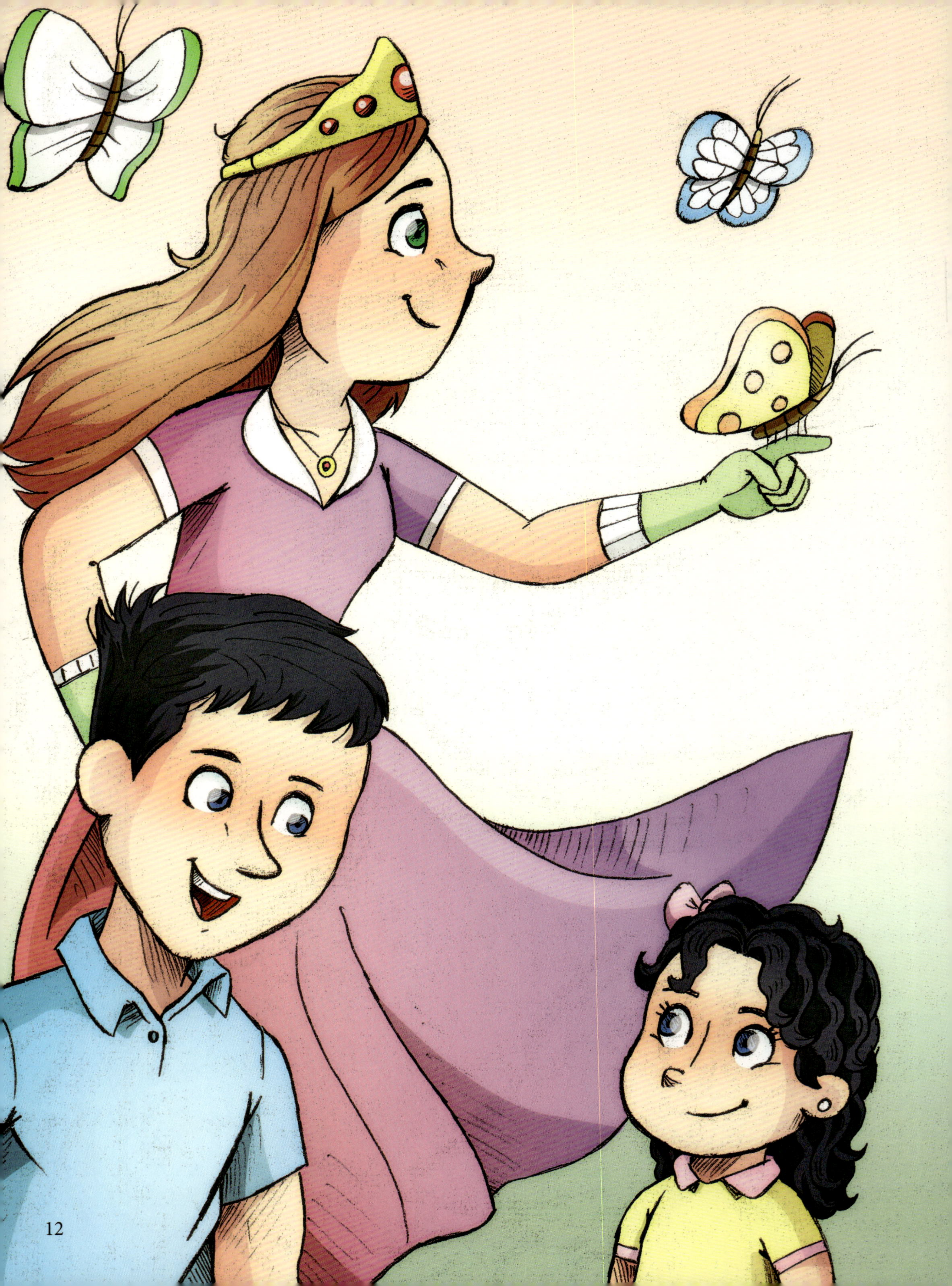

Quando estava pegando o salgadinho, lembrou-se da porta. Correu até seu pai e perguntou:

– Papai, quem é que tá atrás daquela porta?

— Eu não sei, filha! Por quê?
— Será que é uma princesa?
— Uma princesa, filha? Será que uma princesa estaria atrás da porta? Eu acho que não. A esta hora, as princesas estão dando voltas em suas carruagens.

A menina se deu por satisfeita apenas por alguns instantes. Se distraiu novamente e foi tomar uma bebida refrescante.

Quando estava tomando sua bebida, lembrou-se da porta. Correu até seu pai e perguntou:

– Papai, quem é que tá atrás daquela porta?

— Eu não sei, filha! Por quê?
— Será que é um príncipe encantado?
— Um príncipe encantado, filha? Será que um príncipe encantado estaria atrás da porta? Eu acho que não. A esta hora, os príncipes encantados estão lutando contra os dragões.

A menina se deu por satisfeita apenas por alguns instantes. Se distraiu um pouco e foi saborear uns docinhos de aniversário.

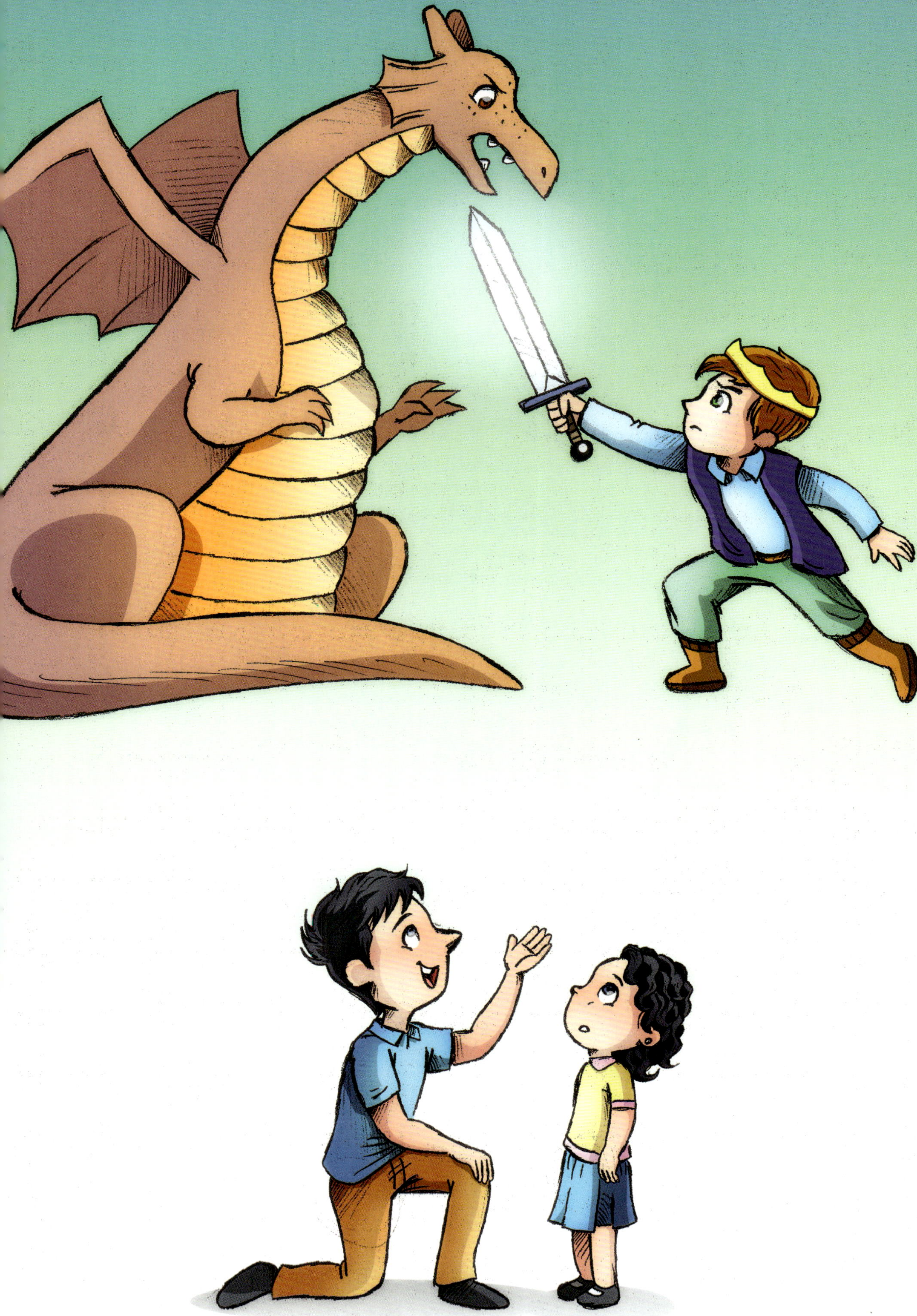

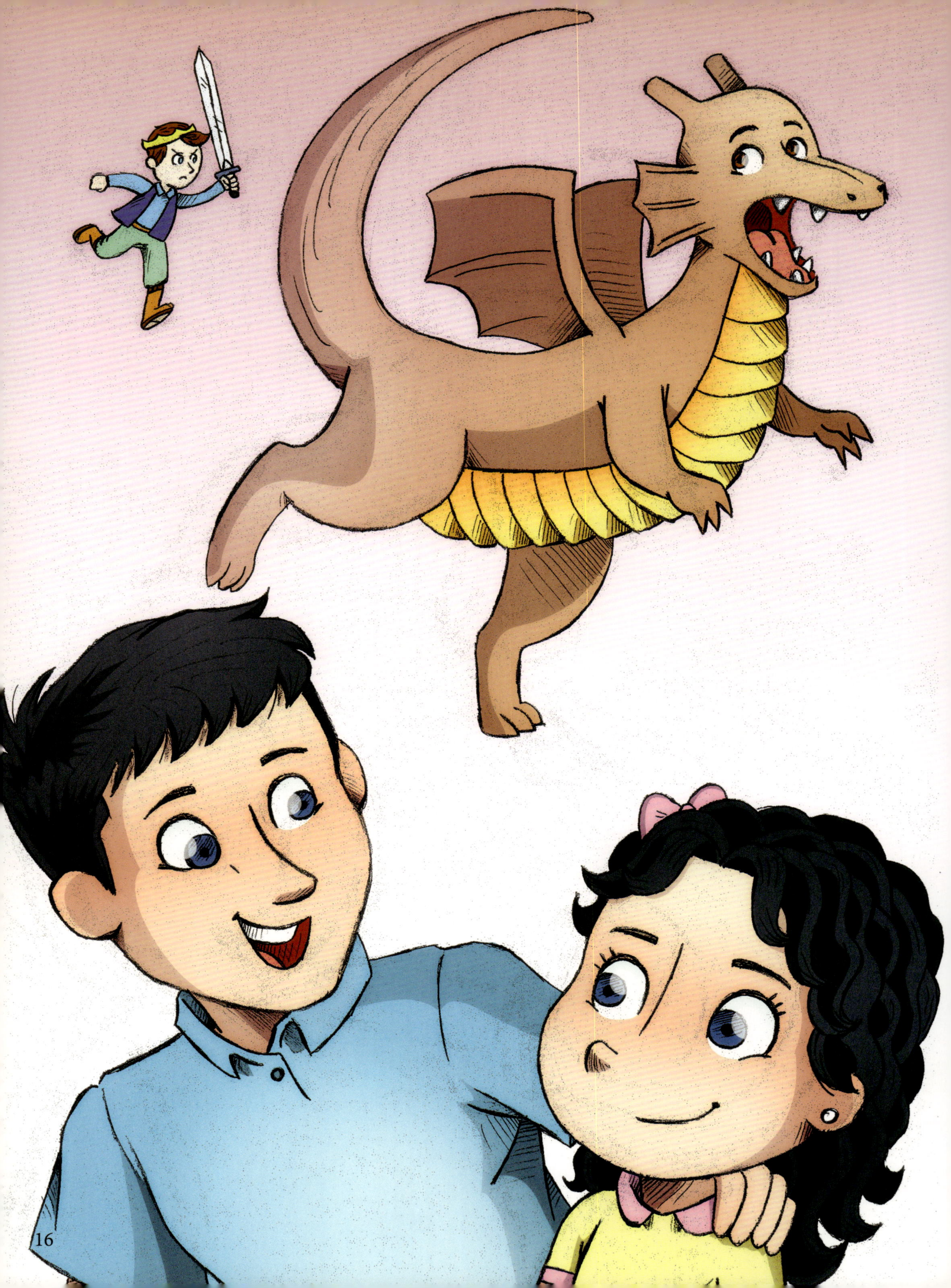

Quando estava saboreando seus docinhos, lembrou-se da porta. Correu até seu pai e perguntou:

– Papai, quem é que tá atrás daquela porta?

— Eu não sei, filha! Por quê?

— Será que é um dragão?

— Um dragão, filha? Será que um dragão estaria atrás da porta? Eu acho que não. A esta hora, os dragões estão fugindo dos príncipes.

A menina se deu por satisfeita apenas por alguns instantes. Se distraiu um pouco e logo foi cantar parabéns.

Quando estava cantando parabéns, lembrou-se da porta. Correu até seu pai e perguntou:

– Papai, quem é que tá atrás daquela porta?

— Eu não sei, filha! Por quê?
— Será que é um lobo?
— Um lobo, filha? Será que um lobo estaria atrás da porta? Eu acho que não. A esta hora, os lobos estão uivando pela floresta.

A menina se deu por satisfeita apenas por alguns instantes. Se distraiu novamente e foi comer bolo de aniversário.

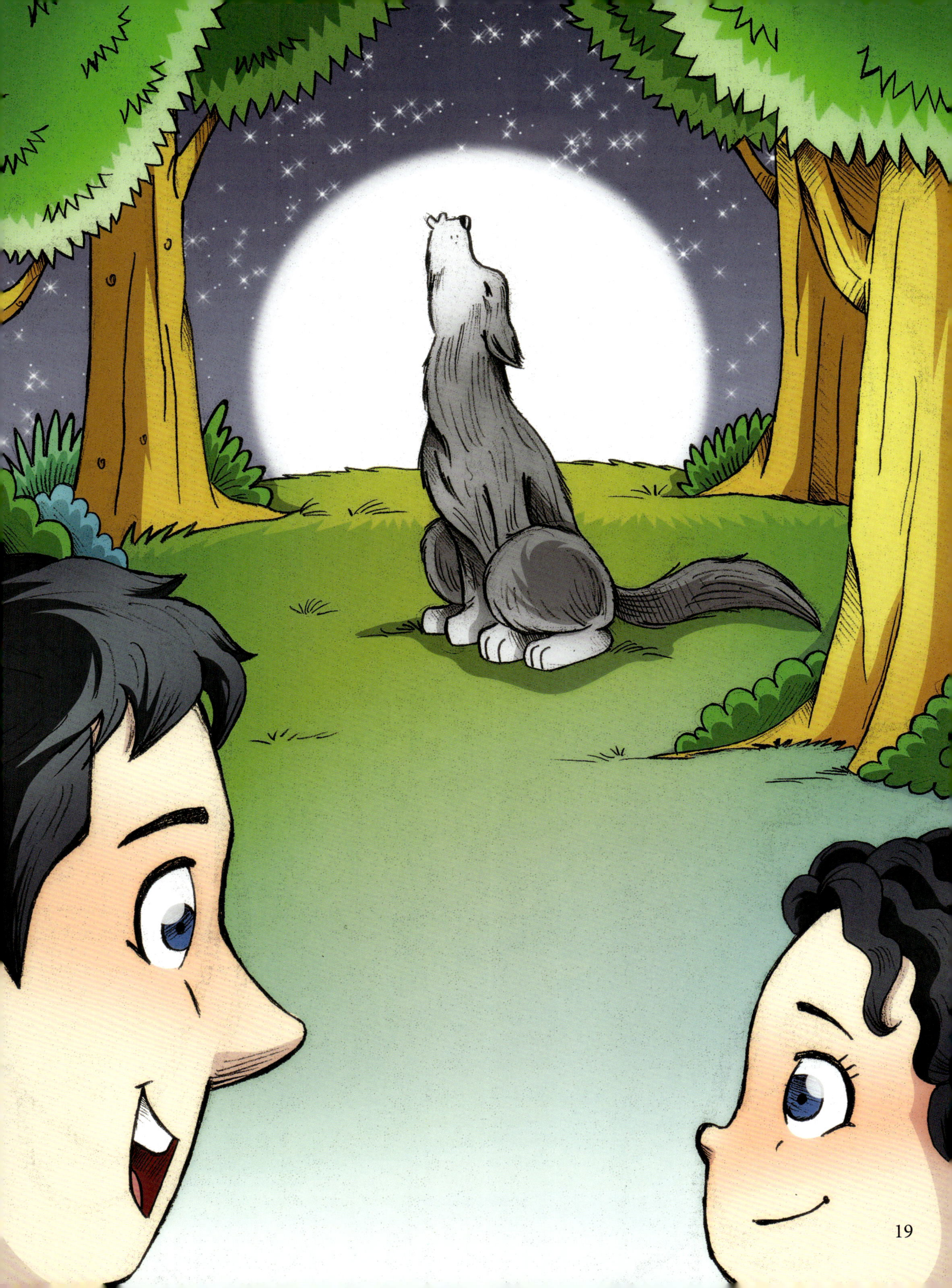

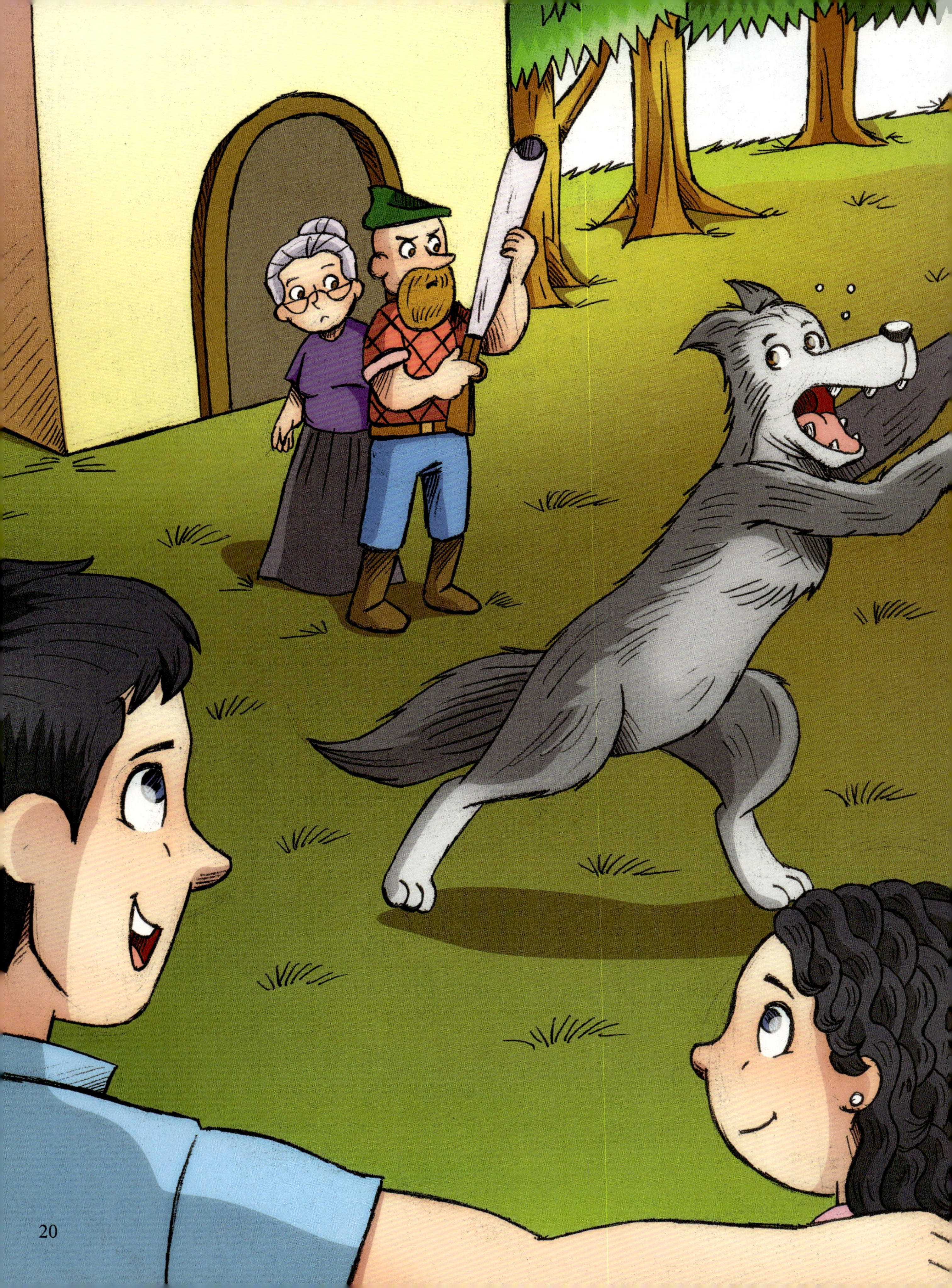

Quando estava comendo o bolo, lembrou-se da porta. Correu até seu pai e perguntou:

– Papai, quem é que tá atrás daquela porta?

— Eu não sei, filha! Por quê?

— Será que é um caçador?

— Um caçador, filha? Será que um caçador estaria atrás da porta? Eu acho que não. A esta hora, os caçadores estão salvando as vovós dos lobos.

A menina se deu por satisfeita por alguns instantes. Se distraiu novamente e foi conversar com a aniversariante.

*Quando estavam conversando,
lembrou-se da porta.*

Mas antes que perguntasse ao seu pai sobre quem estaria lá, a porta se abriu e de dentro dela saíram

*a rainha, a princesa, o príncipe encantado,
o dragão, o lobo, o caçador e, de sobra,
um gigante desengonçado.
Todos se juntaram no salão para
festejar com a aniversariante!*

*Nessa hora, Manu olhou bem para
o seu pai e achou muito engraçado
seus olhos esbugalhados!*

FIM

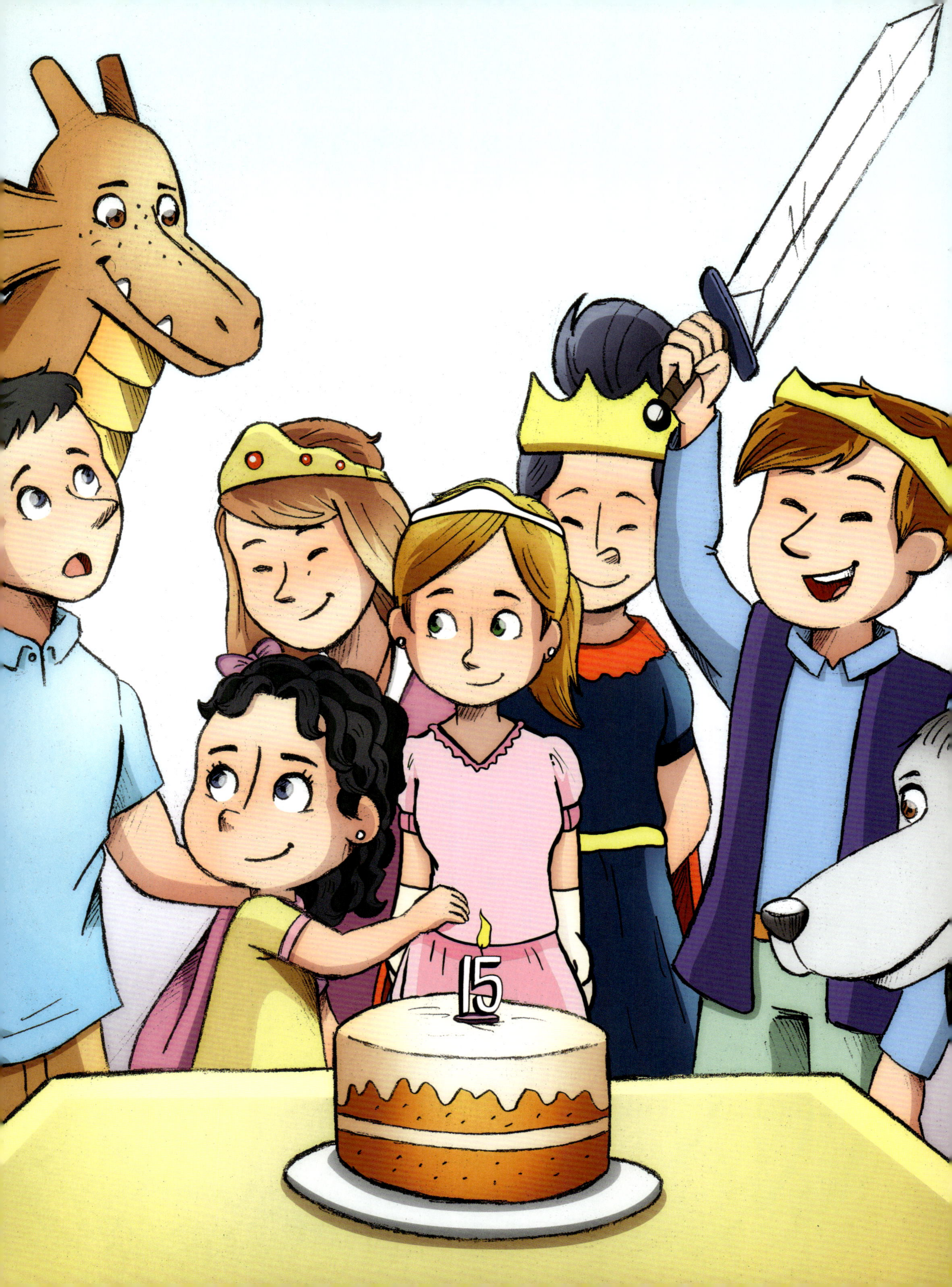
15

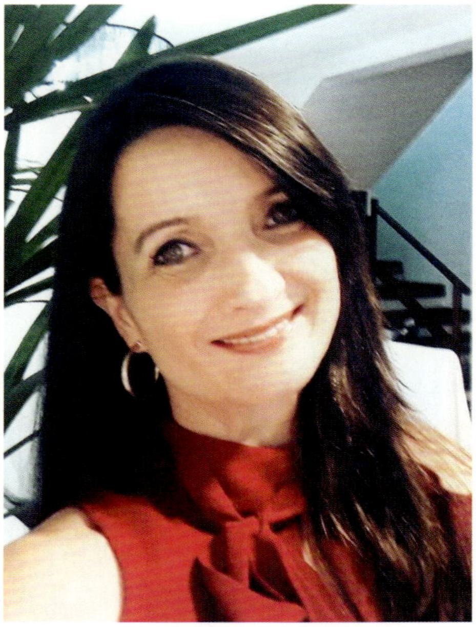

Sobre a autora

Olá, sou a **Cassia Cavarsan**!

Sou Mestre em Educação, professora de gente grande e pequena. Tenho duas filhas, a Maria Paula e a Ana Júlia, e um cachorrinho fofo, o Tobb. Quando eu era criança, minha mãe me contava muitas histórias, as quais eu sempre pedia para ela repetir.

Hoje ando me aventurando em escrever as minhas próprias histórias, nascidas da minha convivência com as crianças, pois são elas que sempre me inspiram. Aonde eu vou, sempre encontro uma menina ou um menino brincando, sorrindo, imaginando e feliz. Por isso, desejo que este livro também lhe faça sorrir, brincar, imaginar e ser muito feliz!

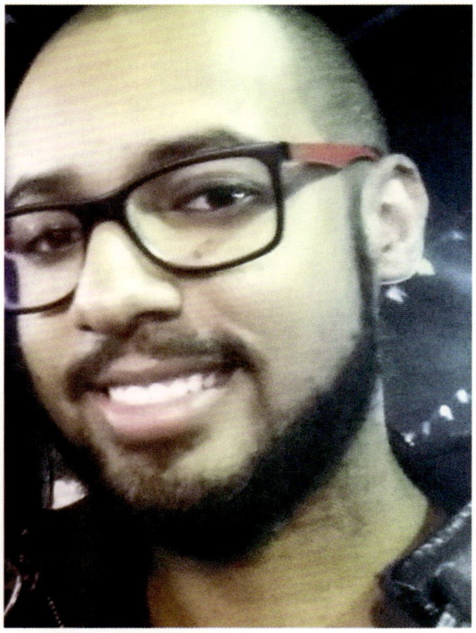

Sobre o ilustrador

Oi, eu sou o **Dam d'Souza**!

Nasci em São Paulo e gosto de desenhar desde criança. Em 2009 consegui realizar meu sonho e trabalhar como ilustrador. Ilustrei alguns livros no ramo didático e paradidático, além de outros projetos específicos para agências de publicidade.

Estou sempre estudando para aprimorar meu trabalho e aprender mais. Acredito que através do desenho, a imaginação cria vida e nos transporta para outros lugares com traços e cores.